AF402584

LETTRES

SUR

L'HOMŒOPATHIE,

PAR LE DOCTEUR

ACHILLE HOFFMANN,

MEMBRE DE LA SOCIÉTÉ HOMOEOPATHIQUE GALLICANE.

Citò, tutò et jucundè.

PARIS,

Chez {
J.-B. BAILLIÈRE, rue de l'École de Médecine, 13 bis,
LEDOYEN, au Palais-Royal, galerie d'Orléans, 31;
L'AUTEUR, rue du Petit-Bourbon-Saint-Sulpice, 2.

1835.

PRÉFACE.

Mes réflexions et l'expérience m'ayant démontré l'indispensable nécessité d'écrire dans les journaux pour éclairer ceux qui ont un besoin pressant des secours de l'Homœopathie, et pour rectifier dans l'opinion publique les idées aussi absurdes que mensongères émises sans cesse sur cette science si utile, par certains médecins peu consciencieux ou partisans exclusifs de la routine, je me suis empressé de répondre à la demande flatteuse que m'a faite M. le baron *d'Exauvillez* d'insérer dans le journal qu'il rédige, le *Conseiller des Familles*, une série de lettres propres à fixer l'attention de ses lecteurs sur la doctrine médicale de *Hahnemann*. Un grand nombre de mes cliens m'ayant affirmé que ces trois lettres seraient lues avec intérêt par toutes les personnes qui désirent le bien de l'humanité, je me suis décidé à les reproduire ici réunies, espérant en effet qu'elles pourront être de quelque utilité pour la propagation en France *de la seule vraie médecine*, de celle, qui sans compromettre la vie et n'agissant jamais au hasard, est plus puissante contre les affections aiguës que tous les systèmes médicaux actuellement en vogue, et offre des ressources inespérées dans la plupart des maladies rebelles jusqu'ici aux secours de l'art.

PREMIÈRE LETTRE.

Monsieur le Rédacteur,

Vous m'avez fait l'honneur de me prier d'écrire dans votre estimable journal, pour mettre vos abonnés au courant d'une science nouvelle qui rend déjà les plus grands services à la société; c'est avec un véritable plaisir que dans une série de lettres je m'appliquerai à exposer le plus clairement possible et de manière à être compris de tous, la base d'une doctrine qui régénère la médecine, et fera de l'art de guérir, uniquement conjectural jusqu'ici, une véritable science, la plus utile de toutes au bonheur de l'humanité. Puissé-je être assez heureux pour faire passer dans l'esprit de mes lecteurs ma profonde et entière conviction! j'en remercierai la providence, qui seule a pu révéler au grand *Hahnemann* cette *homœopathie* qu'il n'hésite pas lui-même à regarder comme un don précieux de la divinité.

Mon intention n'est pas de donner ici une exposition complète de la doctrine médicale homœopathique, je renverrai donc les médecins avides de s'instruire aux ouvrages de *Hahnemann*, et les gens du monde à la brochure que j'ai faite exprès pour eux sur le sujet qui nous occupe (1). Je me bornerai à expliquer sommairement en quoi consiste l'*homœopathie* et comment elle a été découverte; je réfuterai les principales objections que l'on fait contre cette nouvelle médecine; j'exposerai les services qu'elle rend chaque jour à l'humanité, et les avantages qn'elle présente.

Samuel Hahnemann, savant docteur saxon, gémissait depuis long-temps sur l'incertitude de la médecine pratique, et déplorait son insuffisance; malgré ses connaissances étendues, il avait éprouvé un tel dégoût dans l'exercice de son art, qu'il avait complètement renoncé à traiter des maladies. En 1790, pendant qu'il traduisait la matière médicale de Cullen, il voulut se rendre compte de la manière dont agit le quinquina dans la guérison des fièvres intermittentes ; car, ce qu'on avançait dans cet ouvrage sur le mode d'action de cette substance ne pouvait satisfaire un esprit comme le sien : il résolut donc d'expérimenter sur lui-même, jouissant alors d'une parfaite santé, ce que produiraient plusieurs doses de quinquina. En peu de jours il vit avec étonnement se manifester chez lui les symptômes d'une fièvre intermittente tout-à-fait semblable à celle que guérit l'écorce du Pérou. Ce premier fait, auquel,

----

(1) L'HOMOEOPATHIE *exposée aux gens du monde*, par le docteur ACHILLE HOFFMANN ; à *Paris*, chez *Bouillière, rue de l'École de Médecine, 31 bis*, et *Ledoyen, Palais-Royal, galerie d'Orléans*, 31.

en bon observateur, il sut en rattacher beaucoup d'autres, lui donna la première idée de l'homœopathie. Dès lors, il reconnut que le quinquina guérit la fièvre intermittente parce qu'il jouit de la propriété de la donner. Le mercure, qui produit aussi certains symptômes d'une maladie contre laquelle on l'administre journellement, rentrait complètement dans la nouvelle découverte; et ces deux substances *quinquina* et *mercure*, dont on n'avait pu avant Hahnemann expliquer l'action, étaient désignées seulement comme *spécifiques*, c'est-à-dire comme ayant une action propre ou spéciale : autant valait dire avec *Molière* qu'elles guérissaient, parce qu'elles renfermaient une vertu curative : « *Cur opium facit dormire? quia in eo virtus dormitiva.* » *Hahnemann* trouvait cette solution peu satisfaisante; il entrevoyait déjà la loi homœopathique; mais il fallait qu'un grand nombre d'autres faits vinssent la confirmer. Il entreprit donc, avec une incroyable persévérance, d'expérimenter sur lui-même, sur ses amis et sur un petit nombre de médecins zélés pour la science, toutes les substances médicinales connues; chaque personne sur laquelle il essayait un remède, devait se soumettre à un régime alimentaire convenable pour ne pas entraver la marche naturelle du médicament. Dans ses expériences, *Hahnemann* ne voulait jamais donner plusieurs remèdes en même temps, car il pensait qu'on ne peut bien étudier plusieurs substances à la fois, puisqu'elles doivent se nuire dans leur action, et que d'ailleurs on ne sait plus à laquelle attribuer les symptômes produits. La personne qui servait à l'expérimentation devait aussi être en santé, pour qu'on ne confondît point les effets du remède avec ceux de la maladie. Hahnemann recueillit avec le plus grand soin l'ensemble des symptômes développés par chaque remède sur un certain nombre de personnes saines, et ce sont ces tables précieuses, considérablement augmentées par ses disciples, qui guident maintenant les homœopathes dans le choix du remède applicable à chaque maladie.

Ainsi, *l'aconit* qui produit la chaleur de la peau, la fréquence du pouls, le mal de tête, le brisement des membres, et tous les autres symptômes de la fièvre inflammatoire, guérit avec certitude cette affection en quelques heures.

L'ipécacuanha, qui donne des nausées et cause des vomissemens, les arrête infailliblement en quelques minutes.

La *belladone*, qui développe des symptômes d'angine tonsillaire, ou un gonflement inflammatoire des amygdales, guérit aussi parfaitement cette affection, etc., etc.

On voit donc que les substances qui composent la matière médicale des homœopathes, peuvent être regardées comme autant de spécifiques capables de faire cesser les symptômes de maladies analogues à ceux qu'ils déterminent chez l'homme sain.

Dans l'ancienne médecine, le hasard avait fait découvrir quelques spécifiques, mais on ne se rendait pas compte de la grande loi qui explique leur action constante. C'était à ce petit nombre de remèdes héroïques qu'étaient dus les plus beaux succès, les guérisons vraiment promptes et positives; et si l'on jette les yeux sur l'histoire de la médecine, on voit combien il a fallu de temps pour qu'ils fussent généralement admis dans la pratique. Maintenant les médecins qui les administrent à leurs malades avec tant de confiance, sont bien loin de se douter qu'ils font de l'homœopathie, c'est-à-dire qu'ils donnent pour guérir une affection, une substance capable de l'engendrer. Ils font donc de la prose sans le savoir, mais le malheur n'est pas grand, car ils doivent infailliblement réussir ; au moins, il en serait ainsi si les doses énormes des médicamens qu'ils font prendre ne venaient trop souvent empêcher la guérison.

Comment n'être pas surpris quand on apprend qu'une substance médicinale qui pénètre en nous, soit par l'estomac, soit par absorption à la surface de la peau débarrassée de son épiderme, porte constamment son action sur un organe et non sur tel autre ? Cependant ce fait est constaté chaque jour, et tous les médecins savent que l'absorption *des cantharides* fait sentir son action sur la vessie et y cause une violente irritation ; que la poudre de *jalap*, ingérée dans l'estomac, agit de préférence sur l'intestin grêle et y détermine une sécrétion abondante de sérosité ; que *l'aloès* au contraire porte son action purgative sur la partie inférieure du gros intestin et dispose aux hémorrhoïdes ; que l'*ipécacuanha* agit surtout sur l'estomac, y excite de violentes contractions suivies de vomissemens ; que, sous l'influence de la belladone, la pupille se dilate énormément, le nerf optique se paralyse ; que l'opium enfin donne naissance à des symptômes d'apoplexie ; toutes ces substances sont donc incontestablement des spécifiques, puisqu'elles ont chacune une action qui leur est propre ; mais elles ne sont pas plus des spécifiques que tous les autres remèdes des homœopathes ; de là cette certitude qu étonne dans le traitement d'un grand nombre d'affections,

et la rapidité des guérisons obtenues par la médecine homœopathique.

Ce fut avec la plus grande prudence qu'Hahnemann ad-
ministra d'abord ses substances homœopathiques ; il savait
que le remède allait porter son action directement sur
l'organe malade, dont la sensibilité était déjà bien exaltée;
il donna donc, à ses débuts, des doses très faibles, encore
furent-elles bien trop énergiques ; il les diminua successi-
vement tant que l'expérience lui montra qu'elles étaient
encore trop fortes, jusqu'à ce qu'enfin il les eût rendues
infinitésimales ; ce fut alors seulement que le succès cou-
ronna constamment son attente, et c'est justement cette
exiguité des doses reconnue par lui indispensable, qui a
donné naissance à ces triviales plaisanteries répétées à sa-
tiété sur la nouvelle doctrine médicale qui n'en marche
pas moins à pas de géant dans l'opinion publique, parce
que les plus beaux raisonnemens tombent devant les faits,
et que quarante médecins homœopathes en signalent chaque jour dans Paris de trop éclatans pour que la vérité ne
perce pas.

Agréez, M. le rédacteur, etc.

DEUXIÈME LETTRE.

Monsieur le Rédacteur,

En 1832, lorsque le mot homœopathie venait frapper l'oreille de nos grands praticiens, ils haussaient les épaules de pitié, un *c'est absurde* s'échappait de leur bouche, et ceux de leurs cliens qui leur demandaient quelques renseignemens un peu détaillés sur cette doctrine médicale alors toute nouvelle en France, n'en pouvaient rien tirer de plus. Pendant quelque temps, on s'est contenté dans le public de cette décision insuffisamment motivée; mais la vérité, qui tend toujours à percer, n'a pas tardé à suggérer des réflexions fort justes aux personnes qui ne se bornent pas à tout voir par les yeux d'autrui. Que sont donc ces homœopathes dont on nous vante tant les succès? ont-ils quelques droits à notre confiance? sont-ce véritablement des médecins? ont-ils par conséquent un titre pour pratiquer l'art de guérir? s'ils ne sont pas munis de diplôme attestant leur capacité, comment la Faculté ne signale-t-elle pas à l'autorité des hommes qui se jouent de la santé publique? Au contraire, s'ils sont les égaux de nos docteurs, s'ils ont été reçus à la même école après avoir fait les mêmes études, pourquoi ont-ils abandonné leurs anciennes croyances médicales? auraient-ils donc réellement reconnu une supériorité marquée dans la doctrine *d'Hahnemann?*

Le doute a dû souvent conduire à l'examen et à l'expérimentation. A la vérité, on n'aime guère à se donner de la peine sans nécessité; mais les plus paresseux sont avides de vérification quand leur intérêt s'y trouve lié immédiatement; or, quoi de plus cher que la vie pour ceux qui redoutent la mort? Aussi voit-on des malades, après avoir épuisé toutes les ressources de la médecine dite rationnelle, recourir aux remèdes les plus étranges, semblables à ce malheureux qui, sur le point de se noyer, s'efforce de saisir un brin d'herbe pour reculer le moment fatal.

« *J'avais placé en vous toute mon espérance,* s'écrie
« un moribond en se plaignant à son médecin de l'inefficacité de ses remèdes; *je suis encore plein de confiance*
« *en vous; mais, de grace, soulagez ma souffrance; je*
« *ne puis l'endurer plus long-temps! Qu'allez-vous me*
« *proposer aujourd'hui?* Un silence morne annonce l'é-
« puisement des ressources de la médecine. « *Docteur,*
« *vous ne pouvez donc plus rien pour moi? je vous ai*
« *laissé verser tout mon sang; mon corps, couvert de ci-*
« *catrices, atteste la résignation avec laquelle j'ai sup-*
« *porté les remèdes cruels que vous avez jugé à propos*
« *d'essayer sur moi; et maintenant, après avoir tant*
« *souffert dans l'espérance de guérir, je n'ai plus à atten-*
« *dre que la mort! Pourquoi, lorsque déjà vous ne comp-*
« *tiez plus sur vos moyens, m'avez-vous détourné si long-*
« *temps de recourir à l'homœopathie; plusieurs de ses*
« *cures merveilleuses m'avaient été signalées, c'était mon*
« *ancre de salut, vous l'avez impitoyablement éloignée*
« *de moi; victime déplorable de l'ancienne école, je veux*
« *encore essayer les promesses de la nouvelle!....* » Telles
furent d'abord les seules circonstances dans lesquelles des

malades désespérés eurent recours à l'homœopathie, sujets épuisés par des traitemens infructueux et nuisibles, autant que par le mal lui-même; cependant les cures furent nombreuses, elles retentirent bientôt dans tout Paris ; et maintenant que la confiance, devenue plus grande, fournit aussi des maladies aiguës aux disciples d'Hahnemann, l'homœopathie fait de rapides progrès dans l'opinion.

Le simple bon sens des gens du monde suffit pour faire justice des absurdités répandues contre l'homœopathie; en effet, le premier venu supposera des assertions mensongères, quand il entendra des médecins qui se respectent assez peu pour affirmer que leurs confrères, devenus par conviction homœopathes, n'administrent à leurs malades que des substances complètement inertes; tandis que le lendemain d'autres ennemis de cette doctrine chercheront à en détourner, en signalant les remèdes homœopathiques comme poisons des plus dangereux et des plus violens.

On ne fera sans doute pas plus de cas de cette ridicule assertion de nos adversaires, qui tend à faire croire que les personnes guéries par l'homœopathie sont frappées peu de temps après de mort subite, etc. Mais il est quelques objections qui sont de nature à exiger une réfutation : à celles-là seulement je me donnerai la peine de faire une réponse, parce qu'elles pourraient nuire aux progrès de l'homœopathie.

Quoi de plus incroyable, nous dit-on, que de prétendre guérir une maladie formidable avec un atôme de médicament!

Pour toute réponse, examinons d'où viennent la plupart des maladies : les causes sont presque toujours insaisissables ; l'agent morbifique échappe à notre investigation, et il n'y a point d'analyse chimique capable de signaler la moindre différence dans l'air le plus pur, et celui qui contient le principe du choléra, de la fièvre jaune ou de

la peste. Cependant , ce que nous absorbons d'impercep-
tible et d'inappréciable, n'en développe pas moins dans
l'économie animale les symptômes les plus palpables et les
plus effrayans. Qu'y a-t-il de moins étonnant dans la peti-
tesse de l'agent qui rend malade, que dans celle du remède
qui guérit ? Pour se rendre compte de l'action possible du
remède homœopathique administré à de très faibles doses,
il faut ne pas oublier qu'il n'opère pas à la manière des remèdes ordinaires, mais qu'il attaque toujours spécifique-
ment l'organe malade. D'ailleurs, beaucoup de nos vieux
praticiens, qui ont long-temps repoussé la vaccine comme
un rêve inadmissible, et se sont vus forcés plus tard d'en
reconnaître le bienfait, devraient au moins, s'ils n'ont pas
le courage d'étudier et d'expérimenter, ne pas mépriser
sans examen le fruit des veilles de leurs jeunes confrères.

On s'étonne de voir les homœopathes administrer des doses de médicamens à peu près les mêmes à l'adulte et à l'enfant ; rien ne paraîtra plus simple si l'on ne perd pas de vue
la spécificité ; la vaccine s'offre encore pour exemple. Pour
vacciner un enfant ou un adulte, il faut la même quantité
de virus vaccin.

On ne peut pas comprendre que les homœopathes donnent des doses de médicamens en raison inverse de l'inten-
sité du mal, c'est-à-dire qu'il faille, pour guérir avec sécu-
rité , rendre la dose d'autant plus faible que l'affection est
plus violente et plus aiguë ; rien cependant n'est plus facile
à concevoir. Quand les médecins de l'ancienne école emploient des doses énormes de médicamens dans une maladie
grave, ils ont pour but d'agir vigoureusement sur un organe éloigné du siége du mal, et de produire une espèce de
diversion ; je ne veux pas examiner ici s'ils ont tort ou
raison, les homœopathes, au contraire, agissant directement sur l'organe malade, dont la sensibilité est déjà exaltée, auraient tout à redouter de doses plus fortes que celles

qu'ils emploient, et dont l'expérience leur a démontré l'admirable efficacité. Ceux qui ne voient partout que matière, ont bien de la peine à se rendre compte de nos guérisons, qui leur semblent tenir du sortilége ; aussi , dans leur dépit, ne manquent-ils pas de dire que les personnes guéries par notre traitement ne nous doivent aucune reconnaissance, car leur guérison ne peut être raisonnablement attribuée qu'à la nature... Heureux homœopathes ! les affections qui avaient fait le désespoir de la médecine ordinaire, guérissent spontanément entre leurs mains ; ces médecins sont vraiment privilégiés !

On attribue souvent nos plus belles cures au régime que nous prescrivons et au prestige que nous sommes censés exercer sur l'imagination de nos malades. Si le régime est reconnu si important , pourquoi les allopathes ne l'emploient-ils pas comme nous ? Ils sont coupables de ne pas l'exiger. Quant au rôle qu'on veut faire jouer à l'imagination , nous n'y attachons aucune valeur réelle , car nous réussissons également bien sur des personnes de tout âge, des deux sexes, sur les enfans à la mamelle , et même sur les animaux; la guérison par l'homœopathie d'un grand nombre de chevaux atteints de la morve , prouve jusqu'à l'évidence que nous ne comptons point sur les effets de l'imagination.

« *L'homœopathie se fonde sur des faits qui sont en op-*
« *position avec les vérités les mieux établies en médecine,*
« a dit en pleine académie un de ses doctes membres ; *or ,*
« *quand un fait est en opposition directe avec un fait bien*
« *avéré, le premier est faux : donc , l'homœopathie est*
« *absurde , et il ne faut pas craindre de la juger.*»

Ne croirait-on pas entendre un grave mathématicien nous écraser de toute la certitude de sa science ! Mais quelles sont donc ces vérités bien avérées en médecine ? Je sais que dans certaines maladies la plupart des médecins suivent une marche plutôt banale que rationnelle, et que s'ils ne s'en écartent pas notablement, c'est parce qu'ils n'en ont pas encore trouvé de meilleure ; ainsi donc, rien de fixe dans les moyens thérapeutiques : aujourd'hui les purgatifs et les vomitifs sont en vogue, demain la saignée et les sangsues seront plus en faveur : dans quelque temps les excitans de tous genres auront la préférence ; un peu plus tard ce sera le tour des réfrigérans, que l'on quittera bientôt pour les bains de vapeur ; vingt médecins consultés isolément dans un cas grave, auront tous un avis différent ; de grace, où est donc l'invariable point de départ qui, par comparaison, fasse juger l'homœopathie si absurde ?

Après tout, les faits seuls doivent parler, et les homœopathes en appellent uniquement à l'expérience. Si la médecine d'Hahnemann, connue depuis long-temps parmi nous, avait habitué les malades à son allure inusitée et toute nouvelle, de quelle manière serait reçu un novateur qui viendrait avec enthousiasme proposer de saigner à blanc ses malades, de les exténuer par la diète, de les abreuver de tisanes désagréables, de les couvrir de plaies dégoûtantes et douloureuses, de les brûler tout vifs avec le fer rouge ou avec le moxa, de les plonger dans l'eau glacée, le tout pour les rendre plus promptement à la santé ? Ne passerait-il pas aux yeux de tous pour un fou dangereux et bon à lier ? Tel est cependant l'empire de l'habitude, de pareils traitemens paraissent tout simples, et personne n'a l'idée de se récrier contre ceux qui les prescrivent.

Comment l'homœopathie, avec son immense supériorité, si agréable, si sûre, si rationnelle, et conservatrice des forces vitales, ne prendrait-elle pas sous peu la place élevée qu'elle doit occuper dans l'opinion ?

Agréez, etc.

TROISIÈME LETTRE.

Monsieur le Rédacteur,

La noble profession de médecin, qui fournit à celui qui s'y livre tout entier les jouissances les plus pures, quand il a le bonheur de réussir dans sa pratique, navre aussi bien souvent le cœur du praticien philanthrope, qui se sent impuissant pour soulager son semblable. Que de fois n'ai-je pas gémi sur l'insuffisance de notre art, en voyant la vie s'éteindre chez mon malade, sans que mes efforts empressés pussent en quoi que ce fût la ranimer. Vainement alors je cherchais à me consoler, en disant que l'heure fatale avait sonné, que d'ailleurs mes confrères n'y pouvaient rien plus que moi; je croyais toujours avoir quelque chose à me reprocher, quoique j'eusse enterré mon client suivant les préceptes de nos savans maîtres. Quand j'avais le malheur de perdre un malade, épuisé par l'âge autant que par la maladie, je me justifiais à mes propres yeux en rejetant tout sur la vieillesse; mais, quand le sujet était jeune et plein de vigueur, je ne pouvais plus m'en prendre qu'à moi-même, ou au peu de ressources de la médecine; une multitude de pensées tristes venaient oppresser mon cœur: je me représentais les personnes qui me sont le plus chères , implorant vainement mon secours, et succombant à une mort prématurée. Plusieurs fois j'ai eu l'idée de renoncer à ma profession, quoique je l'eusse choisie par suite d'un goût fort prononcé et d'une véritable vocation ; cependant, je reprenais courage, et j'étais soutenu par cet espoir, qu'un jour une marche plus sûre remplacerait tant d'incertitudes funestes de la pratique médicale. Combien je me réjouis aujourd'hui d'avoir persévéré dans une carrière que je n'hésite point à mettre au-dessus de toutes les autres : non, il n'est pas de vie qui fournisse plus de bonheur et de vraies jouissances que celle d'un médecin qui se livre conscieusement à l'étude et à la pratique de l'homœopathie ! Honneur soit donc rendu au sublime et vénérable *Hahnemann*, pour l'immense bienfait dont il a gratifié l'humanité ; sa précieuse découverte doit être regardée comme la plus belle conquête de l'esprit humain, puisqu'elle est incontestablement la plus utile !

Que mes lecteurs, et surtout mes confrères, n'aillent pas me prendre pour un exalté ou un enthousiaste : une multitude de faits bien constatés ont pu seuls changer toutes mes idées médicales et m'amener à ce degré de conviction qui sera le même pour tous ceux qui, s'élançant bravement de l'ornière de la routine vers l'étude ardue de l'homœopathie, y consacreront un temps suffisant et une expérimentation consciencieuse. Je n'ai donc pas, de prime abord, embrassé chaudement l'étude de l'homœopathie, et encore bien moins sa pratique ; au contraire, ainsi que tous les médecins qui sont ensuite devenus partisans zélés de la nouvelle doctrine, j'ai commencé par m'en moquer sans la connaître, et en faire ressortir de mon mieux ce que j'appelais l'absurdité ; mais, si, comme on le voit, je suis loin d'être crédule, je ne suis pas non plus de ceux qui ferment les yeux pour ne point voir ; aussi, ayant recherché avec empressement les occasions de m'éclairer, j'ai été obligé de me ren-

dre à l'évidence des faits, et l'expérimentation la plus scru-
puleuse m'ayant promptement conduit à des succès inouis
dans la vieille médecine, je n'ai point hésité à l'abandon-
ner, pour adopter *exclusivement* celle que j'avais sotte-
ment tournée en dérision sans l'examiner.

Si certains médecins, qui se disent homœopathes, n'ob-
tiennent pas tous les succès qu'on doit attendre de notre
médecine, c'est parce qu'ils veulent la faire marcher de
front avec leurs vieilles idées, leurs déplorables moyens
thérapeutiques dont ils ne peuvent se séparer complètement; ils frissonnent à la vue d'une inflammation attaquée
autrement que par des saignées ou des sangsues, et com-
mencent trop souvent, contre tous les principes d'Hahnemann, par une saignée dont les conséquences ne peuvent
être que fâcheuses. Depuis 1832, il ne m'est pas arrivé
une seule fois de recourir aux émissions sanguines, et jamais l'homœopathie ne m'a laissé regretter ce moyen dont
on abuse tant aujourd'hui. Ce qui nuit encore aux cures
des homœopathes, qui ne marchent pas franchement dans
le sentier tracé par leur savant maître, c'est que, dans la
crainte d'éloigner quelques malades, ils ont la faiblesse de
faire d'imprudentes concessions dans le régime, qui est cependant indispensable, et qu'il faut maintenir dans toute
sa pureté pour que les remèdes homœopathiques ne soient
point annulés dans leur action. Dans l'intérêt de l'homœopathie, et pour sa plus prompte propagation, il faut avoir
le courage de repousser les malades qui ne veulent point
renoncer à leur mauvaise alimentation; laissons aussi aux
allopathes ceux qui tiennent aux saignées et aux sangsues :
jamais de telles prescriptions ne doivent entacher la pratique d'un homœopathe pur. Notre célèbre *Hahnemann* m'a
dit, avec l'accent d'une sainte indignation : « *Je poursuis*
« *de toute mon exécration, dans l'intérêt de l'humanité,*
« *ceux qui, malgré les conseils de mon expérience, s'en-*

« *tétent à allier ma doctrine bienfaisante aux pratiques fu-*
« *nestes de la routine.* »

Depuis que je me suis consacré tout entier à l'homœopathie, j'ai eu le bonheur de convertir plusieurs de mes
confrères à la seule vraie médecine ; voici ce que je leur ai
dit pour fixer leur attention , et les arracher à une préven-
tion déplorable chez des hommes qui ne doivent voir que
l'intérêt de leurs semblables. Ces réflexions, j'espère , ser-
viront encore à augmenter le nombre des médecins *guéris-
seurs* dont l'humanité souffrante a tant besoin. Les médecins savans ne manquent pas en France, personne ne con-
testera à un grand nombre d'entre eux les connaissances les
plus étendues et les plus variées ; cependant, combien peu
les résultats de leur pratique sont en harmonie avec leur
haut savoir ! Quelle n'est pas leur impuissance contre ces
grandes épidémies qui fondent à l'improviste sur les nations
et les déciment , sans tenir compte de tant de prescriptions
faites au hasard. Ils sont encore trop près de nous , pour
être sortis de notre mémoire , ces jours de consternation et
d'épouvante , où le fléau asiatique ne faisait aucune conces-
sion aux disciples atterrés de l'ancienne école. Mais , est-ce
seulement dans ces circonstances de désolation générale ,
où l'homme le plus ferme peut perdre sa présence d'esprit,
qu'ils laissent paraître si évidemment l'exiguité de leurs ressources ? Suivons nos plus grands praticiens dans le traitement des maladies chroniques : que font-ils de rationnel
dans les aliénations mentales ? Que peuvent-ils contre les
maladies nerveuses, contre celles de la poitrine , ou celles
même des voies digestives ? L'expérience ne prouve que
trop l'inefficacité de leurs efforts dans tous ces cas. Ont-ils
au moins d'éclatans succès dans cette multitude de maladies
aiguës qui se présentent chaque jour dans la pratique ?
Faisons d'abord abstraction des cas nombreux où la nature
suffit pour amener la guérison ; comptons ensuite ces pré-

tendues réussites, dans lesquelles une maladie est remplacée par une autre, souvent plus pénible et plus désagréable que celle qu'on voulait combattre ; ajoutons encore cette foule de spectres privés de sang, condamnés à des convalescences interminables ; après quoi, il ne sera pas long d'énumérer les cures réelles de la vieille médecine, qui n'est pas encore parvenue à faire cesser *les vomissemens d'une femme enceinte !* Parlerai-je des suites de couches ? Les milliers de victimes qui succombent *aux péritonites puerpérales* et autres inflammations si communes, attestent suffisamment l'inutilité et le danger des méthodes de traitement admises ; et *ces maladies laiteuses*, si graves dans leurs suites, pourquoi les laisse-t-on survenir, quand l'homœopathie peut faire disparaître le lait en quelques heures ?

Si d'autre part je contemple la jeune mère de famille qui tremble nuit et jour en pensant par avance aux maladies formidables qui menacent son nouveau-né chéri : quelle n'est pas son anxiété ! si seulement elle entend parler de *muguet*, de *fièvre cérébrale*, de *convulsions*, de *croup*, de *gastro-entérite*, etc., elle sait que la moitié des enfans atteints de ces affections succombent entre les mains des meilleurs praticiens, de ceux même qui jouissent d'une réputation spéciale pour les maladies du jeune âge. Indépendamment de cette juste appréhension d'une issue funeste, vient encore déchirer son cœur l'idée des moyens cruels employés jusqu'ici pour guérir : elle se représente l'être qui lui est le plus cher en proie aux horreurs de la faim et gémissant sous les morsures des sangsues ; elle voit avec le sang s'échapper, souvent pour ne plus revenir, cette fraicheur qui faisait son bonheur et son espérance. Le jeune malade tombe-t-il entre des mains bien différentes ; voici venir les boissons repoussantes que l'enfant ne peut avaler, puis ces auxiliaires douloureux qui couvrent le corps de plaies et d'ulcères.

Mais quel parti doit donc prendre celle qui voit un danger pressant? Confiera-t-elle une vie si précieuse pour elle aux seules forces de la nature ? Je suis bien loin de donner un tel conseil, car il est malheureusement bien des maladies de l'enfance qui, abandonnées à elles-mêmes, entraîneraient une mort certaine; mais je dirai : Rassurez-vous et séchez vos larmes, tendres mères, dès que la maladie se sera manifestée sur un de vos enfans, placez-le avec confiance entre les mains d'un disciple du grand Hahnemann; et si des remèdes mal appliqués n'ont pas encore épuisé les forces vitales, l'homœopathie vous répond de la guérison.

Que ceux de mes confrères non encore convertis à l'homœopathie, qui liront cette lettre, daignent la relire avec une grande attention : ils lui trouveront le langage de la plus intime conviction; puis, s'ils apprennent que plus de cinq cents médecins sur tout le globe ont renoncé à leurs anciennes croyances médicales pour embrasser avec ardeur la nouvelle doctrine après l'avoir consciencieusement examinée, il est impossible, à moins que des intérêts particuliers les arrêtent, qu'ils ne se livrent pas tout entiers à l'étude de cette science, dont la supériorité sur les systèmes médicaux passés et présens est immense et incontestable.

Agréez, etc.

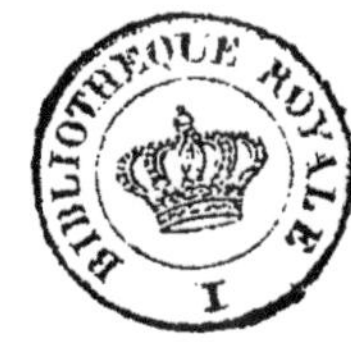

FIN.

Imprimerie de BACQUENOIS et Compagnie,
rue Christine, n° 2.

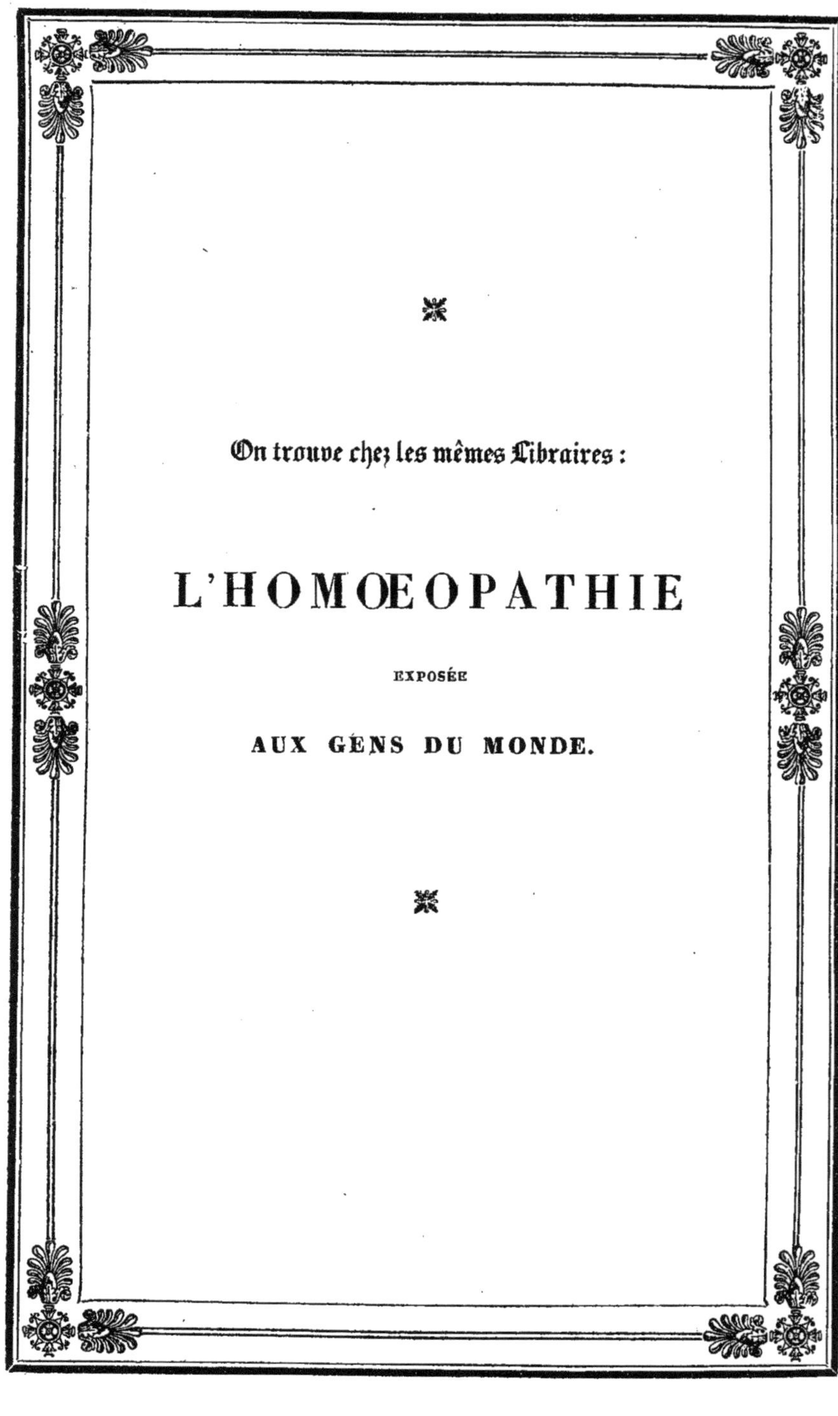